Dieta Alcalina

Una guía para proteger el equilibrio del pH de su cuerpo
para una vida larga y saludable
(Recetas fáciles y deliciosas para un plan de dieta saludable)

Purificación Martín

Tabla De Contenido

capítulo 1: Plan De 21 Días De Dieta Alcalina Con Recetas. 1

    Semana 3: 7

Gran Trago Verde 11

Supernutriente Desayuno Tazón 12

Bajo Carbohidrato No Hornear Pastel De Queso Limón 14

Paletas De Frambuesa De Coco 16

Mordeduras De Coco 21

Helado De Menta De Chocolate 23

Smoothie De Chocolate Blanco Grosella Negra 25

Nutrición Por Porción 27

Mousse De Fresa 28

Pastel De Queso Frambuesa Instantáneo Esponjoso Con Espolvoreadas De Chocolate Blanco 30

Pequeñas Mordeduras De Cangrejo 32

Rollos De Espinacas 34

Palitos De Pepino Fresco Con Mantequilla De Calabaza 36

Cuadrados De Difusión De Salmón 38

Mordeduras De Gato 41

Pastel De Taza De Chocolate 45

Chocolate Keto Brownies 47

Masa De Galleta Keto 50

Bolas De Nieve De Limón De Coco 51

Ensalada De Melón 54

Col Rizada De Ajo 55

Ensalada De Patatas Y Espárragos Gou Rmet . 56

Pops De Sandía De Hielo 59

Ensalada De Brócoli 60

Quiche De Espárragos 61

Ensalada De Col Rizada Y Masajes 63

Cho Co Banana Lollipops 65

Batido De Menta Y Mango 67

Broc Coli Quiche 68

Cazuela De Verduras 70

Chips De Col Rizada Picante Casera 72

- Llantén Cocido Con Coco Y Mango 73
- Quiche Mediterránea 75
- Stuffedmu Shrooms Con Almendras Y Queso . 77
- Mezcla De Frutas Y Frutos Secos 79
- Gachas De Avena De Coco 81
- Ensalada De Pimientos Y Cheque 84
- Pastel De Crema De Coco 86
- Puré De Garbanzo Y Col Rizada 88
- Combinación De Garbanzo Y Aguacate 90
- Hamburguesas De Espinacas Ajo Y Tofu Libre De Gluten 93
- Estofado Catalan Alcalino! 95
- Minestrone Alcalino 98
- Sopa De Vegetales Y Frijoles Alcalina 101
- Sopa Tom Yum Alcalina 104
- Sopa Alcalina De Tomate Y Aguacate 108
- Sopa De Tortilla 110
- Ensalda De Quinoa Alcalina 112
- Súper Batido Anticáncer Alcalino De Brócoli Y Pomelo O Toronja 114
- Súper Batido Anticáncer De Brócoli Y Apio .. 116

Súper Batido Saludable Anticáncer Con Aloe Vera Y Arándanos 120

Súper Batido Alcalino Saludable De Zanahoria Y Espinaca 123

Súper Batido Alcalino Anticáncer De Piña Y Fresas 125

Súper Batido Saludable Anticáncer De Kiwi Y Banano O Plátano 127

Súper Batido Alcalino De Manzana Y Brócoli Anticáncer 129

Súper Batido Alcalino Saludable Anticáncer De Papaya Y Frambuesa 131

Súper Batido Alcalino Anticáncer Revitalizador 132

Súper Batido Alcalino Anticáncer Fortalecedor Del Sistema Inmune 134

Súper Batido Anticáncer De Cúrcuma, Banano Y Piña 136

Súper Batido Restaurador Alcalino Anticáncer 137

Conclusión 139

Capítulo 1: Plan De 21 Días De Dieta Alcalina Con Recetas.

Lunes:

• Desayuno: Leche de coco, fruta fresca y frutos secos.

• Almuerzo: Cebollas asadas, arroz integral y garbanzos.

• Cena: Crema de apio, manzana, col, miso y pimientos asados.

Martes:

• Desayuno: Tostadas de centeno y crema de frutos secos.

• Almuerzo: Ensalada de rúcula, escarola y frijoles con quinoa.

• Cena: Filete de pescado a la plancha y alcachofas asadas.

Miércoles:

- Desayuno: Batido de leche de almendras y semillas de sésamo.
- Almuerzo: Acelgas, setas y trigo partido.
- Cena: Sopa de berros y nabos.

Jueves:

- Desayuno: Tostadas de centeno y crema de garbanzos.
- Almuerzo: Brócoli, zanahorias y lentejas.
- Cena: Ensalada de pepinos, lechuga y tiras de calabacín.

Viernes:

- Desayuno: Ensalada de frutas y tostadas de centeno.
- Almuerzo: Coliflor, calabaza y cebada.
- Cena: Espinacas en salsa de tomate casera.

Sábado:

- Desayuno: Un vaso de jugo verde: 2 hojas de col, 1 hoja de lechuga, 1 taza de hojas de berros, 1 vaso de jugo puro de naranja, ½ zanahoria rallada y 1 cucharada de jengibre picado.

- Almuerzo: Ensalada verde de lechuga, acelga, repollo crudo, cebolla, apio y champiñón con sopa de garbanzos.

- Cena: Una taza de te de manzanilla y una pera al horno.

Domingo:

- Desayuno: Una taza de jugo de manzanas y 3 tallos de apios.

- Almuerzo: Sopa de pollo desmenuzado.

- Cena: 1 plato de frijoles de su elección: lentejas, alubias, frijoles negros o guisantes, entre otros.

Lunes:

- Desayuno: Una taza de te verde con 2 rodajas de melón picado.

- Almuerzo: Sopa de granos de pasta de garbanzos, apio, pimiento amarillo y tomates.

- Cena: Ensalada de frutas: pera, plátano, manzana, mango, kiwi, mandarina, piña con una cucharada de pasas.

Martes:

- Desayuno: Tostada de pan integral, aceite de oliva y un vaso de jugo de naranja natural.

- Almuerzo: Ensalada de espinacas con zumo de limón y crema de verduras asadas.

- Cena: Una taza de te verde con frutos secos (orejones, almendras crudas, pasas, higos).

Miércoles:

• Desayuno: avena orgánicas cocinada en una mezcla 50/50 de agua y leche (coco o leche de soja preferentemente de almendra), cubierto con plátano, un poco de miel y semillas de lino.

• Almuerzo: ensalada cruda, algo de verdura al vapor, pasas, y almendras.

• Cena: Vegetales, tortitas de cereales y trigo sarraceno.

Jueves:

• Desayuno: Rebanadas de brotes de aguacate, pepino, tomate y alfalfa sobre una rebanada de pan germinado rociados con aceite de oliva, sal y pimienta.

• Almuerzo: Verduras al vapor o guisadas suavemente con tofú.

• Cena: Cereales en forma de copos de avena o trigo sarraceno con leche de almendras o de coco.

Viernes:

- Desayuno: Revuelto de tofu.
- Almuerzo: Gazpacho, y sopas vegetales crudas.
- Cena: Bocadillos enrollados (tortitas de trigo geminado) rellenos de hortalizas.

Sábado:
- Desayuno: Muesli.
- Almuerzo: ensaladas crudas con algo de patata cocida de acompañamiento.
- Cena: Garbanzos con verduras y ensalada.

Domingo:
- Desayuno: Quinua y Manzana.
- Almuerzo: Arroz integral, verduras, ensalada y un poco de legumbres (lentejas).
- Cena: Patatas asadas con verduras variadas (asadas o a la plancha), crema o sopa de verduras y ensalada de arroz salvaje, filete de carne o pescado con ensalada de espinacas,

crudités de verdura con humus y salsa de yogur.

SEMANA 3:

Lunes:

- Desayuno: un batido de aguacate mezclado, pepino, espinacas y pimiento verde.

- Almuerzo: Lentejas con verduras, garbanzos con judías verdes y calabaza, filete de carne (pollo, ternera, cerdo).

- Cena: Ensalada de espinacas

Martes:

- Desayuno: Batidos verdes o de fruta. Puedes añadir polvos verdes o brotes de soja en polvo para darle más consistencia y que tenga más proteínas.

- Almuerzo: Pescado al horno o a la plancha (atún, salmón, sardinas, lenguado, etc.,) y vegetales.

- Cena: Sopa de cebolla.

Miércoles:

- Desayuno: Zumos de hortalizas o licuados; zanahoria, manzana, pera, remolacha, espinacas, col verde…

- Almuerzo: Pescado acompañado de ensalada, pasta con pisto, arroz salvaje y huevos fritos, patatas a lo pobre, tortilla de patatas y pimientos asados o ensalada de judías verdes.

- Cena: Frijoles.

Jueves:

- Desayuno: Un puñadito de frutos secos crudos con dátiles o pasas: almendras, nueces, piñones, macadamias, anacardos, avellanas.

- Almuerzo: Espárragos a la parrilla con vegetales.

- Cena: Batido verde de tu preferencia.

Viernes:

• Desayuno: Tostada de pan integral con aceite de oliva o mantequilla.

• Almuerzo: Ensaladas crudas con legumbres de acompañamiento (lentejas, garbanzos, etc.,) y algas.

• Cena: Té con leche de coco.

Sábado:

• Desayuno: Frutas de temporada, un puñado de frutos secos (orejones, almendras crudas, pasas, higos…).

• Almuerzo: Pollo a la plancha en salsa de naranja.

• Cena: 2 hojas de repollo blanco, 3 tallos de brócoli, 3 ramas de perejil, 1 zanahoria y 3 tallos de apio. Colocarlos en la procesadora con agua alcalina.

Domingo:

• Desayuno: Jugo natural de frutas.

- Almuerzo: Ensalada con verduras variadas, aderezada con aceite de oliva y zumo de limón, ensalada de espinacas, salmorejo, verduras a la parrilla o crema de verduras.

- Cena: Vegetales salteados.

Ahora te voy a indicar algunas recetas para que no sufras tanto al momento de comenzar:

Gran Trago Verde

Rinde: 2 porciones.

Tiempo de preparación: 10 minutos

Ingredientes:

1 tallo de la col rizada.

4 palos de acelga.

2 puñados de hojas de espinaca.

2 palitos de apio.

1 pepino.

5 floretes de brócoli.

1 pulgada de raíz de jengibre crudo.

Instrucciones:

Mezcle todo en la licuadora. Disfrute de inmediato.

Supernutriente Desayuno Tazón

Rinde: 2 porciones.

Tiempo de preparación: 10 minutos

Ingredientes:

1 papa grande dulce.

2 cucharadas de aceite de coco.

2 dientes de ajo, finamente picado.

8 floretes de brócoli.

2 grandes puñados de hojas de remolacha o la col rizada.

4 grandes puñados de espinacas.

1 aguacate grande, picado.

Sal y pimienta molida al gusto.

1 cucharada de semillas de girasol.

1 cucharada de semillas de chía.

Instrucciones:

1) Comience por precalentar el horno a 400 grados Fahrenheit / 200 celcius.

2) Mientras que el horno se está calentando, lavar las papas dulces y cortarlas en rodajas bastante finas, esto le ayudará con la velocidad. Una vez listo, rocíe una capa con la mitad del aceite de coco. Meter en el horno.

3) Una vez que las papas tienen alrededor de 68 minutos, es el momento de preparar las verduras, por lo que calienta el aceite de coco restante suavemente en una sartén grande y agregue el ajo por un minuto, luego la espinaca y la remolacha verdes (o la col rizada) y brócoli calientan a través durante 45 minutos hasta que las verduras se vean bien y el brócoli esté al dente.

4) Ahora es el momento de ponerlo todo junto. Retire las papas fritas del horno y a continuación, añada las verduras, espolvorear con las semillas y cubrir con un poco de aderezo casero al gusto

Bajo Carbohidrato No Hornear Pastel De Queso Limón

tiempo de preparación: 20 minutos

tiempo de ajuste: 1 hora

sirve: 6

Ingredientes

3 tazas de queso crema

2 tazas de crema pesada

2 paquetes de splenda

2 cucharadas y media de jugo de limón + 1 cucharada de esencia de vainilla

Indicaciones

tomar un tazón grande y añadir todo el contenido. látigo bien.

poner en recipientes separados o en un recipiente hermético y dejar actuar en el refrigerador durante una hora.

nutrición por porción

calorías: 150

proteína: 6g

grasa: 12g

hidratos de carbono: 0,7 g

Paletas De Frambuesa De Coco

tiempo de preparación: 10 minutos

tiempo de ajuste: 1 hora

sirve: 6

Ingredientes

2 tazas de leche de coco espesa

1 taza de crema pesada

2 paquetes de splenda

6 cucharaditas de jarabe con sabor a frambuesa sin azúcar

Indicaciones

tomar un tazón grande y añadir todo el contenido. mezclar bien hasta que sea espumoso.

verter en tazas y poner durante 30 minutos en la sección del congelador. a continuación, inserte madera de palos de plástico y congele durante 30 minutos y sus paletas estén listas.

nutrición por porción

calorías: 120

proteína: 8g

grasa: 19g

hidratos de carbono: 0,8 g

fibra: 1.4g

tartas de mora

tiempo de preparación: 10 minutos

tiempo de ajuste: 2 horas

sirve: 6

Ingredientes

base: 1 taza de harina de almendras + 1 taza de copos de coco en polvo + media taza de mantequilla.

relleno: 1 taza de leche de coco espesa

1 taza de crema pesada

1 taza de queso cottage

y un cuarto de taza de swerve + media cucharadita de canela en polvo

1 taza de moras frescas o congeladas

Indicaciones

tomar un tazón grande y añadir el contenido de la base y mezclar bien con un poco de agua fría.

tomar una sartén para hornear y presionar la masa en los moldes y dejar en la nevera para poner.

a continuación, tomar una licuadora, y poner en la leche de coco, crema pesada, queso cottage, canela en polvo y mezclar bien.

vierta la mezcla en la base de la corteza y déjelo poner durante 30 a 45 minutos en la nevera.

finalmente tapar con moras y servir frío.

nutrición por porción

calorías: 100

proteína: 7g

grasa: 16g

carbohidratos: 2g

fibra: 1g

20

Mordeduras De Coco

tiempo de preparación: 10 minutos

tiempo de ajuste: 20 minutos

sirve: 8

Ingredientes

 y media taza de claras de huevo

1 taza y media de coco en polvo

2 a 3 gotas de stevia

Indicaciones

tomar un tazón grande y añadir las claras de huevo. batir bien hasta que esponjoso. no debe caerse cuando se gira el tazón.

ahora agregue polvo de coco, stevia y pliegue suavemente.

hornear en un horno en una bandeja para muffins a 160 grados fahrenheit durante 15 minutos hasta que los bordes estén dorados de color marrón.

nutrición por porción

calorías: 65

proteína: 5g

grasa: 12g

hidratos de carbono: 1,2 g

fibra: 1.4g

Helado De Menta De Chocolate

tiempo de preparación: 10 minutos

tiempo de ajuste: 3 horas

sirve: 12

Ingredientes

4 paquetes de stevia

2 tazas de crema pesada

2 tazas de leche de almendras

200 gramos de ralladura de chocolate negro

5 gotas de extracto de menta

2 gotas de extracto de vainilla

Indicaciones

tomar un tazón grande y añadir la crema, la leche, la stevia, sólo 100 gramos de chocolate negro y los extractos. mezclar bien y dejar congelarse durante 45 minutos.

a continuación, saque el recipiente y agregue el resto de chocolate rallado y vuelva a congelar durante 2 horas.

servir en pequeños recipientes de helado.

nutrición por porción

calorías: 180

proteína: 17g

grasa: 28g

hidratos de carbono: 1,4 g

fibra: 2g

Smoothie De Chocolate Blanco Grosella Negra

tiempo de preparación: 10 minutos

tiempo de ajuste: 25 minutos

sirve: 4

Ingredientes

1 paquete de stevia

1 cucharada de suero de leche en polvo

 y media taza de chocolate blanco rallado

1 taza de grosellas negras

 y media taza de avellanas

3 tazas de leche de almendras

Indicaciones

tomar un tazón pequeño y añadir la leche y las avellanas. dejar que se empape durante 30 minutos. después de molerlo en una pasta fina y suave. mantenerlo a un lado.

ahora, tome una licuadora y agregue el suero de leche en polvo, stevia, chocolate blanco, grosellas negras, pasta de avellanas, y mezcle hasta que quede suave, cremoso y grueso.

verter en vasos altos y mantener en la nevera durante 10 minutos. servir frío.

Nutrición Por Porción

calorías: 108

proteína: 12g

grasa: 20g

carbohidratos: 2g

fibra: 4g

Mousse De Fresa

tiempo de preparación: 10 minutos

tiempo de ajuste: 2 horas

sirve: 4

Ingredientes

1 paquete de stevia

4 a 6 fresas

2 tazas de crema pesada

1 cucharada de suero de leche en polvo

1 cucharadita de agaragar empapado en 1 cucharada de agua

Indicaciones

tomar una licuadora y mezclar todos los ingredientes y verter en un tazón hermético y dejar actuar durante 1 hora y media en la nevera.

cucharada en cuencos y servir este postre cremoso

nutrición por porción

calorías: 150

proteína: 15g

grasa: 25g

hidratos de carbono: 3g

fibra: 1.7g

Pastel De Queso Frambuesa Instantáneo Esponjoso Con Espolvoreadas De Chocolate Blanco

tiempo de preparación: 10 minutos

tiempo de ajuste: 1 hora

sirve: 4

Ingredientes

1 taza y media de queso crema

y media taza de chocolate blanco rallado

1 taza de leche de almendras

y un cuarto de taza de conserva de frambuesa baja en azúcar

Indicaciones

tomar una licuadora y mezclar todos los ingredientes y verter en un tazón hermético y dejar actuar durante 1 hora en la nevera.

cucharada en cuencos y servir este postre cremoso

nutrición por porción

calorías: 80

proteína: 10g

grasa: 20g

hidratos de carbono: 2,5 g

Pequeñas Mordeduras De Cangrejo

tiempo de preparación: 10 minutos

Tiempo de cocción: 5 minutos

sirve: 4

Ingredientes

1 taza de carne de cangrejo enlatada

1 manojo de hojas de cilantro picadas

3 cucharadas de queso feta

3 cucharadas de cebolla finamente picada

8 carcasas de tartas bajas de carbohidratos prefabricadas

Indicaciones

mezclar bien todos los ingredientes, comprobar los condimentos.

cucharada en las conchas de la tarta mini y disfrutar!

nutrición por porción

calorías: 58

proteína: 9g

grasa: 13g

carbohidratos: 2g

Rollos De Espinacas

tiempo de preparación: 10 minutos

Tiempo de cocción: 5 minutos

sirve: 4

Ingredientes

8 espinacas bebé lavadas y secas (2 por persona)

8 rebanadas de restos fríos de pavo/pollo/salchicha/camarón

8 cucharaditas de queso crema

una pizca de pimienta

aceite de oliva

Indicaciones

mezclar la carne sobrante de su elección con el queso crema y pimienta y aceite de oliva.

cucharada en las hojas de espinaca bebé, rodar y disfrutar!

también puedes sustituir la carne por pepinos y tomates.

nutrición por porción

calorías: 72

proteína: 10g

grasa: 18g

hidratos de carbono: 1,1

Palitos De Pepino Fresco Con Mantequilla De Calabaza

tiempo de preparación: 10 minutos

Tiempo de cocción: 5 minutos

sirve: 4

Ingredientes

1 taza de calabaza hervida

y media taza de queso de cabra

sal y pimienta

3 cucharadas de trozos de tocino fritos

palos de pepino

Indicaciones

mezclar la calabaza, el queso de cabra, la sal y la pimienta en una licuadora.

añadir los trozos de tocino y mezclar con una cuchara.

sacar en un tazón pequeño y servir palitos de pepino o dedos de pescado.

nutrición por porción

calorías: 65

proteína: 7g

grasa: 13g

hidratos de carbono: 0,8

Cuadrados De Difusión De Salmón

tiempo de preparación: 15 minutos

Tiempo de cocción: 15 minutos

sirve: 4

Ingredientes

1 taza y media de harina de almendras

10 cucharadas de mantequilla+ sal

y media taza de salmón

4 cucharadas de mayonesa

2 cucharadas de jugo de lima

1 cucharadita de pimentón

2 cucharadas de eneldo finamente picado

Indicaciones

tomar un tazón y mezclar la harina de almendras y la mantequilla, la sal y el agua para formar una masa.

estirar y cortar en cuadrados y hornear durante 5 minutos.

ahora tome otro tazón, agregue el salmón, la mayonesa, el jugo de lima, el pimentón y el eneldo. triturar el salmón con un tenedor y mezclar adecuadamente.

cucharada de un cuadrado de almendra y la parte superior con otro cuadrado de almendras.

nutrición por porción

calorías: 50

proteína: 6g

grasa: 14g

hidratos de carbono: 1g

fibra: 0,8

Mordeduras De Gato

tiempo de preparación: 15 minutos

Tiempo de cocción: 5 minutos

sirve: 4

Ingredientes

8 rebanadas de queso monterey jack (2 por persona)

1 huevo

4 salchichas de cerdo picante picadas

 y media taza de crema agria

2 cucharadas de hojas de menta picadas

Indicaciones

tomar un tazón y batir el huevo y las salchichas de cerdo juntos.

rocía una sartén antiadherente con aceite y vierte la mezcla de huevo y haz un huevo revuelto. dejar que se enfríe.

ahora crema agria y hojas de menta a la mezcla de salchicha de huevo enfriado.

córvelo en cada rebanada de queso y sirva.

nutrición por porción

calorías: 70

proteína: 7g

grasa: 16g

hidratos de carbono: 1,4 g

fibra: 1.7g

bolas de queso de coliflor

tiempo de preparación: 10 minutos

Tiempo de cocción: 5 minutos

sirve: 4

Ingredientes

1 taza de coliflor finamente picada

2 cucharadas de cortezas de cerdo fritas picadas

y media taza de queso mozzarella

1 cucharadita de orégano

1 huevo

y un cuarto de taza de harina de nuez

Indicaciones

1. Tome un tazón y agregue bien todos los ingredientes. forma en pequeñas bolas.

2. colocar en una bandeja para hornear y hornear durante 5 minutos a 110 grados fahrenheit y disfrutar cuando se dore.

nutrición por porción

calorías: 85

proteína: 8g

grasa: 15g

hidratos de carbono: 1g

fibra: 0.4g

Pastel De Taza De Chocolate

tiempo de preparación: 3 minutos

Tiempo de cocción: 2 minutos

sirve: 2

Ingredientes

1 huevo grande y orgánico

2 cucharadas de cacao en polvo (sin endulzar)

2 cucharadas splenda (o cualquier otro sustituto del azúcar)

1.5 cucharadas de crema pesada

y un cuarto de cucharadita de polvo de hornear

y media cucharadita de extracto de vainilla

spray de cocina

pizca de sal

Indicaciones

1. Rocíe una taza a prueba de horno de tamaño mediano con spray de cocina. Reservar.

2. Batir el huevo en un tazón pequeño. Reservar.

3. En un tazón más grande separado, mezcle el cacao en polvo, la esplenda y una pizca de sal.

4. Agregue la crema pesada, el extracto de vainilla, el huevo y el polvo de hornear a los ingredientes secos y mezcle bien.

5. Transfiera la mezcla a la taza. cuando termine, empuje firmemente la mezcla en la parte superior para liberar cualquier burbuja de aire.

6. hornee durante unos 2 minutos o hasta que la parte superior de la torta se vuelva sólida.

nutrición por porción

proteína: 7g

grasa: 16g

hidratos de carbono: 2,7 g

fibra: 1.1g

Chocolate Keto Brownies

tiempo de preparación: 5 minutos

Tiempo de cocción: 30 minutos

sirve: 4 a 7 brownies, dependiendo del tamaño del corte

Ingredientes

y una tercera taza de queso crema

3 huevos grandes y orgánicos

2 cucharadas de mantequilla derretida

2 cucharadas de cacao en polvo (sin endulzar)

4 cucharadas de harina de almendras

4 cucharadas de harina de coco

1 cucharadita de extracto de vainilla

y un cuarto de cucharadita de polvo de hornear

8 paquetes truvia (o cualquier sustituto de azúcar)

y un cuarto de taza de leche de almendras

pizca de sal

Indicaciones

precalentar el horno a 350 grados fahrenheit .

tomar un tazón y combinar el queso crema, huevos, mantequilla derretida, leche de almendras y extracto de vainilla. mezclar hasta que quede suave y grueso.

en otro tazón, combine el cacao en polvo, la harina de almendras, la harina de coco, el bicarbonato de sodio y la truvia y una pizca de sal.

vierta la mezcla de huevo y queso encima de la mezcla de harina y mezcle bien.

cuando haya terminado, vierta la masa en una bandeja para hornear o en una sartén. hornear durante 30 minutos (o hasta que los brownies se vuelvan establecidos y firmes).

después completamente horneado, dejar enfriar durante cinco minutos y cortar como desee.

nutrición por porción

proteína: 8g

grasa: 19g

hidratos de carbono: 3g

fibra: 2g

Masa De Galleta Keto

tiempo de preparación: 5 minutos

sirve: 1

Ingredientes

2 cucharadas de crema pesada

2 cucharadas de mantequilla

Harina de coco de 1 cucharada

1 truvia de paquetes

y media cucharadita de extracto de vainilla

pizca de sal

Indicaciones

tomar todos los ingredientes y mezclarlos.

cuando la mezcla se vuelve agradable y firme, rodar en formas de bolas.

poner las bolas de masa en un palo de pastel.

almacenar en el congelador y servir más tarde.

nutrición por porción

proteína: 6g

grasa: 16g

carbohidratos: 2g

fibra: 1g

Bolas De Nieve De Limón De Coco

tiempo de preparación: 5 minutos

tiempo total: 15 minutos

sirve: 10 a 12 bolas

Ingredientes

1 taza de queso crema

2 paquetes de limón verdadero

2 paquetes stevia

y media taza de coco rallado (sin endulzar)

Indicaciones

suavizar el queso crema a temperatura ambiente.

cuando esté suave, vierta el queso en un tazón y mezcle el limón y la stevia. mezclar bien.

poner esta mezcla en el congelador y endurecerla un poco.

cuando termine, rodar en varias bolas. dependiendo del tamaño que puedas hacer hasta 12.

ahora sumerge cada bola en la taza llena de coco.

su bola de nieve de coco ya está lista. servir inmediatamente o congelar por un tiempo para obtener más crujiente.

nutrición por porción (por bola)

proteína: 2,2 g

grasa: 6g

hidratos de carbono: 0.7g

fibra: 0.4g

Ensalada De Melón

Ingredientes:

- 1 taza de sandía, en cubos
- 1 taza de melón, en cubos
- ¼ taza de semillas de sandía, asadas
- 1 taza de melón, en cubos
- 1 taza de sandía amarilla, en cubos

Direcciones:

1. Excepto la sal marina, coloque los ingredientes restantes en un tazón; Añadir en gelatina en rodajas. Mezcle suavemente para combinar.
2. Sirva porciones iguales en tazones; Decorar con semillas de sandía si se usa. Servir.

Col Rizada De Ajo

Ingredientes:

- 1 puñado de col rizada, triturada
- 2 cucharadas de aceite de oliva
- 4 dientes de ajo, picados

Direcciones:

1. Cocer el ajo y una olla de aceite de oliva a fuego medio. Asegúrese de revolver el ajo mientras cocina. Cuando el ajo se haya vuelto suave, tirar la col rizada.
2. Continuar revolviendo la col rizada mientras se cocina. El plato estará listo cuando la col rizada se convierta en un tono de verde brillante.

Ensalada De Patatas Y Espárragos Gou Rmet

Ingredientes:

- 1 taza de hojas de cohete bebé
- 2 tazas de papas, cortadas en diagonal
- 2 racimos de espárragos, cortados a la mitad en diagonal
- 1 lata de granos de pimienta verdes, picados
- 1/4 taza de suero de leche
- 1/3 taza de mayonesa
- 1 cucharada de eneldo fresco, picado finamente
- Pizca de sal
- Pizca de pimienta negra molida.

Direcciones:

1. Coloque las papas en una cacerola. Verter agua fría. Coloque la sartén a fuego alto y luego deje hervir. Cubra la sartén y luego cocine hasta que esté suave (generalmente toma alrededor de 8 minutos) Enjuague los recipientes con agua corriente fría y luego escúrralos bien.
2. Mientras cocina las papas, coloque el agua salada en una cacerola mediana. Llevar a ebullición y luego colocar para espárragos. Cocine durante 23 minutos o hasta que estén tiernos, crujientes y de color verde brillante. Deje correr agua fría sobre las lanzas y luego escúrralas bien.
3. En un bol, coloque el suero de mantequilla, la mayonesa, el vinagre, el eneldo y la pimienta en

grano. Batir con un tenedor hasta que esté bien mezclado. Pruebe y agregue sal y pimienta a su gusto .
4. En un tazón para servir (grande), coloque las hojas de espárragos, papas y tartas y luego mezcle suavemente para combinar los ingredientes. Vierta ligeramente la mezcla de mayonesa. Servir recién hecho.

Pops De Sandía De Hielo

Ingredientes:

- ½ taza de sandía, en cubos
- 1 cucharada. miel ½ taza de agua

Direcciones:

1. Coloque las sandías en cubitos en una licuadora. Procesar hasta que quede suave. Divida la porción igual en recipientes de hielo. Colocar dentro del congelador durante 1 hora.
2. Mientras tanto, agregue la miel en un tazón pequeño. Vierta la mezcla sobre la sandía congelada. Poner palitos de hielo. Coloque dentro del congelador una vez más durante 1 hora o hasta que esté sólido.

Ensalada De Brócoli

Ingredientes:

- 4 tazas de tallos de brócoli, cortados en juliana.
- 1 cucharadita. semillas de apio
- 1 cucharada. mostaza de Dijon
- 1 cucharada. aceite de oliva virgen extra
- Pizca de sal marina.
- Pizca de pimienta negra, a gusto.

Direcciones:

1. En un tazón grande, junte las semillas de apio, los tallos de brócoli, la mostaza Dijon y el aceite de oliva. Condimentar con sal y pimienta.
2. Almacenar en recipiente hermético. Colocar dentro de la nevera o hasta que esté listo para usar.

Quiche De Espárragos

Ingredientes:

- 1 clara de huevo, ligeramente batida
- 4 huevos
- 1 po y espárragos, extremos recortados
- 8 pulgadas, conchas de pastel de 2 piezas, sin hornear
- 1 1/2 taza de media crema y media
- Pizca de sal
- Pizca de pimienta
- 1/4 cucharadita de nuez moscada molida
- 2 tazas de queso suizo, rallado

Direcciones:

1. Precaliente el horno a 400 grados F. Cocine los espárragos al vapor en una pulgada de agua hirviendo. Tape y luego cocine hasta que esté lo suficientemente tierno y firme,

lo que debería llevar entre 2 y 6 minutos. Escurrir bien y dejar enfriar.
2. En una sartén grande y profunda, cocine el tocino a fuego medioalto hasta que las tiras estén completamente doradas. Escurrir y luego desmenuzar. Dejar de lado.
3. Cepille las cáscaras de pastel con las claras de huevo. Coloque los espárragos y el tocino desmenuzado en los cascos.
4. En un tazón mediano, mezcle los huevos, la nuez moscada, la sal, la pimienta y la crema.
5. Top espárragos y tocino con queso suizo rallado. Vierta la mezcla de huevo encima del queso.
6. Deje las cubiertas de la tarta descubiertas y luego hornee hasta que estén firmes, lo que debería tomar entre 35 y 40 minutos. Dejar enfriar a temperatura ambiente. Servir.

Ensalada De Col Rizada Y Masajes

Ingredientes:

- 1 puñado de col rizada, quitar stalks
- Semillas de calabaza tostadas.
- 1 mango, cortado en trozos pequeños
- 2 cucharadas de miel
- Pizca de sal
- Pizca de pimienta negra molida.
- Aceite de oliva virgen extra

Direcciones:

1. Mezcle un poco de aceite de oliva, sal y col rizada en un tazón grande.
2. Ablandar las hojas de col rizada con un masaje en el aceite y los otros ingredientes. Eso llevará unos 5 minutos.
3. En un recipiente aparte, combine la miel y la pimienta. Eso servirá de aderezo para la ensalada.

4. Combina la col rizada y el aderezo vertiendo la mezcla de miel sobre las hojas. Adorne la ensalada con los fragmentos de mango y las semillas de calabaza. Mezclar antes de servir.

Cho Co Banana Lollipops

Ingredientes:

- 3 bananas, cortadas en tres
- 1 taza de chips de chocolate negro
- 2 cucharadas de coco rallado
- 2 cucharadas de anacardos, machacados
- 1 cucharada de aceite de coco

Directivas :

1. Ponga el aceite de coco y las chispas de chocolate en un recipiente resistente al calor. Colocar dentro del microondas y calentar durante 20 segundos. Revuelva las chispas de chocolate derretido y vuelva a colocar en el microondas durante 30 segundos más hasta que el chocolate esté suave y con poco líquido.
2. Pincho cada pieza de plátano con palito de paleta. Sumerge el plátano en el chocolate. Ponga el coco y los anacardos y

el coco alrededor de la fruta. Haga el mismo procedimiento para el resto de los plátanos.
3. Coloque los aperitivos de plátano en el congelador durante 2 horas. Este bocadillo se sirve mejor frío.

Batido De Menta Y Mango

Ingredientes:

- 2 tazas de mango, picado
- 6 hojas de menta
- 1 taza de leche de coco
- ½ taza de agua

Direcciones:

1. Coloque los mangos y las hojas de menta en una licuadora y pulsa Vierta la leche de coco y el agua.
2. Mezclar los ingredientes durante 3040 segundos y luego verter en vasos. Servir de inmediato.

Broc Coli Quiche

Los ingredientes

- 2 tazas de brócoli fresco, picado
- 4 huevos bien batidos.
- 2 dientes de ajo, picados
- 1 cebolla, picada finamente
- 1 1/2 tazas de queso, rallado
- 1 cáscara de tarta, sin hornear
- 1 1/2 tazas de leche evaporada descremada
- 2 cucharadas de ps. mantequilla
- Pizca de sal
- Pizca de pimienta

Direcciones:

1. Precaliente el horno a 350 grados F.
2. Derrita la mantequilla en una cacerola al arge a fuego medio.

3. Saltear el ajo, la cebolla y el brócoli. Cocine lentamente mientras revuelve el anillo ocasionalmente hasta que esté tierno.
4. Transfiere los vegetales cocidos al pastel de los infiernos. Cubra con queso. Mezclar la leche y el huevo. Condimentar con sal y pimienta.
5. Vierta la mezcla de leche sobre la capa de vegetales y queso. Hornear durante 30 minutos.
6. Deje enfriar un poco antes de servir.

Cazuela De Verduras

Los ingredientes

• 1 taza de brócoli, cortado en Flore tamaño de un bocado ts

• 1 taza de coliflor, cortada en flósculos del tamaño de un bocado

• 1 taza de zanahorias, picadas

• ½ 1 taza de picatostes sazonados

• 10¾ oz lata de crema de champiñones condensada, sin diluir

• 8 oz de queso vegetal para untar de queso untable

Direcciones :

1. Coloque todas las verduras en un bol. Agregue la sopa y la crema de queso en la mezcla.
2. Vierta la mezcla en un plato para hornear que haya sido engrasado.
3. Ponle encima los picatostes.
4. Colóquelo en el horno y hornee a 375 grados durante 25 minutos

hasta que esté dorado y burbujeante.

Chips De Col Rizada Picante Casera

Ingredientes :

• 2 tazas de hojas de col rizada, lavadas, escurridas

• 1 cucharada de ajo en polvo

• 2 cucharaditas de pimienta de cayena

• 2 cucharaditas de sal marina

• 1 cucharada de aceite de oliva

Direcciones:

1. Precaliente el horno a 350 ° F.
2. Cubra una hoja de hornear con papel pergamino.
3. Ponga el aceite de oliva, la col rizada, el ajo en polvo, la sal y la pimienta de cayena en un tazón. Mezcle hasta que todos los ingredientes se junten.

4. Coloque las verduras en la bandeja para hornear. Colóquelo en el horno y hornee por 15 minutos.
5. Deje enfriar los chips de col rizada durante 10 minutos. Servir.

Llantén Cocido Con Coco Y Mango

Ingredientes:

• 2 plátanos, sin pelar

• 1 mango de mango maduro, cortado en trozos pequeños

• 1 cucharadita. coco desecado

• ¼ cucharadita. azúcar de palma sin refinar, veganoseguro

• agua, para hervir

Direcciones:

1. Rellenar medio sartén pequeña con agua. Colocar en un plato sin pelar. Deje que el agua hierva, con la tapa puesta. Cocinar el plátano durante 10 minutos. Escurrir el agua. Deje que la planta se enfríe un poco antes de pelarla.
2. Rebane el plátano cocido en discos pequeños. Colocar en el plato. Decorar con arándanos y cubos de mango.
3. En un tazón pequeño, combine el azúcar y el coco. Espolvorear en la parte superior. Servir.

Quiche Mediterránea

Ingredientes:

- 1 taza de tomates secados al sol, picados
- 8 huevos, batidos
- 1 taza de perejil, picado
- 1 taza de aceitunas negras, picadas, en rodajas
- ½ taza de queso cottage
- Pizca de sal marina.

Direcciones:

1. Prepara en el horno a 350 ° F y engrasa un plato para hornear con aceite de oliva.
2. Vierta los huevos en un tazón y agregue los tomates, las aceitunas, el queso cottage y el perejil. Sazone con sal marina y luego mezcle los ingredientes.
3. Verter la mezcla de quiche en el horno de cocción . Hornee en el horno durante 2530 minutos. Deje que la quiche se enfríe

durante 5 minutos y luego córtela en 6 porciones iguales .
4. Esta receta rinde 6 porciones.

Stuffedmu Shrooms Con Almendras Y Queso

Ingredientes:

- 2 setas frescas de portabella, tallos picados

- 2 cucharaditas. ol aceite ive divide

- Para el llenado

- 1 cebolla, picada

- 2 dientes de ajo, rallados

- 3 cucharadas. mantequilla sin sal

- 2 cucharadas. perejil fresco, picado

- ¼ taza de almendras tostadas, molidas

- ¼ taza de queso cheddar, rallado

- ¼ taza de queso parmesano, rallado

- Pizca de sal marina.

- Pizca de pimienta negra.

Direcciones:

1. Precaliente el horno a 400 °F. Engrasar la bandeja para hornear con aceite de oliva. Línea con papel pergamino.
2. Mientras tanto, en una sartén, vierta el aceite de oliva. Una vez que el aceite esté caliente, saltee el ajo y la cebolla durante 3 minutos o hasta que esté suave y aromático.
3. Añadir la mantequilla, portabella mu shroom tallos y almendras. Condimentar con sal y pimienta. Cocine hasta que los champiñones estén dorados por todos lados.
4. Verter el vinagre de manzana. Revuelva la mezcla hasta que el líquido se reduzca a la mitad.
5. Añadir el queso cheddar y el queso parmesano . Ajuste el gusto si es necesario.

6. Coloque sobre la bandeja para hornear y hornee por 20 minutos hasta que el queso se derrita.
7. Coloque los champiñones rellenos en una bandeja. Rociar en aceite de oliva.

Mezcla De Frutas Y Frutos Secos
Ingredientes:

• ½ taza de nueces, picadas

• ½ taza de cerezas secas, cortadas en cubitos

• ½ taza de avellanas, picadas

• 1 taza de semillas er Sunflow

• ½ taza de albaricoques secos, picados

• ½ taza de almendras, cortadas

• ½ taza de dátiles, picados, picados.

Direcciones:

1. Coloque las almendras, las nueces, las avellanas, las semillas de girasol, las cerezas y los albaricoques, en un tazón. Tirar bien.
2. Colóquelos en bolsas individuales de sandwich y almacénelos.

Gachas De Avena De Coco

Ingredientes:

- 2 cucharadas. avena orgánica pasada de moda
- ½ taza de coco rallado seco, sin azúcar
- 2 cucharadas. harina de linaza
- 1 cucharada. mantequilla
- 1 cucharadita. canela
- 2 tazas de agua
- 1 taza de crema espesa
- 1½ cucharadita. stevia
- Pizca de sal marina.

Direcciones :

1. Combine todos los ingredientes en una olla pequeña y mezcle bien hasta que quede suave.
2. Coloque la olla a fuego medio bajo y deje hervir lentamente. Una vez hirviendo, remover bien y retirar del fuego.

3. Divida en cuatro porciones iguales y deje reposar durante 10 minutos para espesar.
4. Mejor servido caliente. Almacene en un tarro de albañilería , selle herméticamente y refrigere por hasta 2 días.

ALMUERZO

Ensalada de col picante

Ingredientes:

- 1 col, juliana
- ¼ taza de zanahorias, ralladas
- ⅛ taza de pimiento rojo, cortado en juliana.
- Pizca de hojuelas de pimiento rojo.
- ½ taza de suero de leche
- ½ cucharadita. comino en polvo
- 2 dientes de ajo, rallados
- 1 jal apeño, picado
- 3 cucharadas. mayonesa light

- 3 cucharadas. perejil fresco, picado
- ½ taza de crema agria
- Pizca de sal marina.
- Pizca de pimienta negra.

Direcciones:

1. Ponga los dientes de ajo, el jalapeño, el pimiento rojo, el pimiento rojo, la mayonesa, el repollo, las zanahorias, el perejil, el suero de leche, la crema agria, el comino en polvo, la sal y la pimienta en un tazón. Revuelva bien.
2. Almacenar en un recipiente hermético. Coloque dentro de la nevera durante 1 hora o hasta que esté listo para usar.
3. Combine todos los ingredientes en un tazón grande; Sazone ligeramente con sal y pimienta. Gusto; ajustar el condimento, si es necesario. Almacenar en recipiente hermético; servir frío.

Ensalada De Pimientos Y Cheque

Ingredientes:

- ½ taza de pimiento verde picado
- ½ taza de pimiento amarillo picado
- 1 taza de tomate, picado
- 1 cucharada de parsl ey, picada
- 1½ tazas de queso cottage
- Pizca de sal
- Pizca de pimienta negra molida.

Direcciones:

1. Mezclar los pimientos, el jugo de limón, el tomate y el perejil. Sazone las verduras con sal y pimienta.
2. Transfiera la ensalada a una fuente para servir y vierta el queso cotta en la parte superior de las verduras. Servir inmediatamente o enfriarlo en la nevera durante 12 horas.
3. Esta receta rinde 3 porciones.

Pastel De Crema De Coco

Ingredientes:

- 1 pieza de masa de tarta precocida
- Para el relleno.
- 1 taza de leche fría
- ½ tazas de copos de coco
- ½ lata de crema batida
- 2 tazas de carne de coco
- ½ taza de leche fría de coco
- 1 mezcla de pudín de crema de coco instantánea

Direcciones:

1. En un recipiente de mezcla, mezcle la leche de coco, la leche fría y la mezcla de pudín instantáneo. Revuelva bien por 3 minutos o hasta que el pudín se espese.
2. Doblar en crema batida. Coloque la mezcla en 2 tazones separados.

3. Extienda una mezcla sobre el fondo de la corteza de pastel. Capa de coco en la parte superior. Vierta el pudín restante.
4. Coloque dentro de la nevera durante 1 hora o hasta que esté listo y listo para servir.
5. Cortar el pastel en partes iguales . Espolvorear los copos de coco .

Puré De Garbanzo Y Col Rizada

¿Alguna vez has pensado hacer un delicioso puré sin usar papas y haciéndola un poco mas interesante? Esta receta es absolutamente deliciosa y usa ingredientes altamente saludables y alcalinos como la col rizada, el ajo, y los garbanzos.

Este puré tienen una abundancia de diferentes sabores que los da el tomillo y los chalotes. Puedes servir este plato como plato principal o como contorno junto a pescado fresco.

Porciones: 2

Tiempo de preparación: 15 minutos

INGREDIENTES:

3 cucharadas de ajo, cortados en pedazos pequeños

1 chalote cortado en pedazos pequeños

1 manojo de col rizada

400 gramos de garbanzo (cocinados de acuerdo al empaque)

2 cucharadas de aminos líquidos Bragg (alternativa: salsa de soya)

2 cucharadas de aceite de oliva extra virgen o aceite de coco

½ cucharada de tomillo fresco o seco

Sal marina celta o cristales de sal del Himalaya

INSTRUCCIONES

Fríe gentilmente los chalotes y los ajos picados en el aceite de oliva en fuego medio alto hasta que se torne marrón dorado. Ten cuidado de no quemarlo, de otra forma el ajo de torna amargo.

Agrega la col rizada cuando ya esté lavada y drenada, y revuélvela en el aceite, ajo y cebolla. Después de que la col rizada de haya freído un poco, agrega los garbanzos y cocínalos por al menos 6 minutos.

Agrega los ingredientes restantes y revuélvelos. Comienza a aplastar los garbanzos con un tenedor. Puedes aplastarlos tanto como quieras que quede tu puré.

¡Disfruta!

RESUMEN NUTRICIONAL

Esta comida es bastante baja en colesterol. También es una buena fuente de fibra dietética, vitamina C y vitamina B6, y una muy buena fuente de vitamina A, vitamina K y manganeso.

Clasificación alcalina: Altamente Alcalina

Combinación De Garbanzo Y Aguacate

¡Garbanzos combinados con aguacate para obtener extra fibra y proteínas!

Porciones: 23

Tiempo de preparación: 10 minutos

INGREDIENTES

1 lata de garbanzos, drenados

1 un aguacate maduro

Sal del Himalaya y pimienta negra quebrada

Aceite de lino

1 pizca de comino

Opcional: hiervas de tu elección – cilandro, albahaca o perejil

INSTRUCCIONES

Mezcla los garbanzos con los pedazos de aguacate, sal y pimienta junto al comino y hiervas

Aplástalos juntos dejando algunos garbanzos intactos

Rocíalos con aceite de lino y agrega pimentón y sirve!

También puedes colocar esto en tu wrap de ensalada o vegetales para una comida que completa

RESUMEN NUTRICIONAL

Esta comida es baja en sodio y mucho más baja en colesterol. Además en una buena fuente de proteínas, vitamina C, ácido fólico, calcio, magnesio, cobre, y una muy buena fuente de vitamina A, vitamina K y manganeso.

Clasificación Alcalina: Moderadamente Alcalino

Hamburguesas De Espinacas Ajo Y Tofu Libre De Gluten

¿Quién dice que no puedes ser saludable comiendo hamburguesas? Con estas hamburguesas de espinaca, ajo y tofu libre de gluten puedes obtener todo el sabor que tanto anhelas y los nutrientes que tanto necesitas.

Porciones: 24

INGREDIENTES

16 onzas de espinaca congelada (orgánica), descongelada

15 onzas de tofu firme

¾ tazas de avena enrollada libre de gluten

½ cebolla, picada

34 dientes de ajo grandes, picados

¼ taza de mezcla LSA

1 cucharada de pimiento picante molido

Sal del Himalaya y pimienta negra al gusto

1 cucharada pequeña de comino

¼ de aceite de coco

Opcional: una pizca de amino liquido Bragg

INSTRUCCIONES

Desmorona el tofu y mezcla todos los ingredientes juntos en un bol. Déjalos asentarse unos minutos de manera que la avena pueda absorber algo del líquido de la espinaca

Si la mezcla no está suficiente húmeda como para mantenerse junta, puedes agregarle agua. Agrégale el Bragg si lo deseas

Haz empanadas con tus manos y fríelas con un poco de aceite de oliva. Cocínalas por 610 minutos por cada lado, volteándolas cuidadosamente ¡Sírvelas con una buena ensalada!

RESUMEN NUTRICIONAL

Esta comida es baja en sodio y muy baja en colesterol. Además es buena fuente de proteína, vitamina C, ácido fólico, calcio, magnesio y cobre, y una muy buena fuente de vitamina A, vitamina K y manganeso.

Clasificación alcalina: Moderadamente alcalina

Estofado Catalan Alcalino!

Un estofado delicioso, cálido y que llena

Porciones: 4

Tiempo de preparación: 30 minutos

INGREDIENTES

6 cucharadas de aceite de oliva

1 cebolla española grande picada

2 bulbos de hinojo cortados

1 chile rojo picado finamente

1 cucharada de semillas de hinojo molidas

2 dientes de ajo molidas

½ cucharada pequeña de pimentón dulce en polvo

1 cucharada de hojas de tomillo

1 cucharada pequeña de hilos de azafrán (opcional)

3 hojas de laurel frescas

1 tomate de ciruela

250 ml de agua o caldo de pescado

650 gramos de pescado blanco firme (brema, abadejo, bacalao, rape) fileteado o tofu

100 gramos de almendras tostadas molidas

1 limón cortado en porciones

Quínoa y verdes primaverales

INSTRUCCIONES

Calienta un poco de agua en una sartén grande y saltea las cebollas, hinojo, chile, granos de hinojos molidos por unos pocos minutos

Agrega el pimentón dulce, tomillo, azafrán, hojas de laurel y tomates y cocina hasta que se convierta en una salsa espesa

Agrega el caldo de pescado (o agua) y hiérvelo a fuego lento

Coloca los pedazos de pescado o de tofu y revuelve con las almendras

Calienta por un minuto o dos and sirve con verdes para sazonar y pedazos de limón

RESUMEN NUTRICIONAL

Esta comida es baja en sodio y muy baja en colesterol. También es una buena fuente de vitamina C, calcio y manganeso.

Minestrone Alcalino

¡Minestrones abundante en bondad!

Porciones: 2

Tiempo de preparación: 30 minutos

INGREDIENTES

½ taza de berenjena

½ taza de batata

½ taza de calabacín

½ taza de zanahoria

¼ de cebolla roja

2 clavos de ajo

½ taza de frijoles

1 cucharada de aceite de coco

1 taza de caldo de verdura

1 taza de jugo de tomate (fresco o comprado)

Sal del Himalaya y pimienta negra

INSTRUCCIONES

Lava y corta las papas, berenjena, y el calabacín y corta la zanahoria y cebolla

En una sartén grande, saltea gentilmente estos ingredientes en el aceite de coco por alrededor de 2 minutos

Agrega los frijoles, caldo de verdura y jugo de tomate

Cocina a fuego lento por 810 minutos

Revuélelo con albahaca y sazona al gusto

HECHOS NUTRUCIONALES

Cada porción contiene el siguiente valor alimenticio

Proteína 10%

Vitamina A 332%

Vitamina C 114%

Vitamina E 10%

Vitamina K 624%

Riboflavina 11%

Vitamina B6 12%

Ácido Fólico 57%

Calcio 10%

Hierro 15%

Magnesio 20%

Potasio 24%

Manganeso 58%

Fibra Dietética 11%

Esta comida es baja en sodio, y muy bajo en colesterol. Es una gran fuente de fibra dietética, vitamina K, vitamina B6, potasio y manganeso, así como también una gran fuente de Vitamina A y vitamina C

Sopa De Vegetales Y Frijoles Alcalina

El ingrediente principal de esta sopa toscana son vegetales y frijoles lo que hace que esta sopa no solamente deliciosa sino que también es altamente nutricional y alcalina

Porciones: 2

INGREDIENTES

250 gramos de vegetales verdes (una selección de repollo verde, espinaca y Rúcula funcional realmente bien)

1 zanahoria

1 vara de apio

23 dientes de ajo

60 gramos de pan germinado del día anterior (o alguna alternativa más saludable)

12 ramitas de romero

4 cucharadas de aceite de oliva

1 litro de caldo de verdura libre de levadura (orgánico si es posible)

1 lata de frijoles blancos precocidos

1 cebolla roja

Sal marina celta o sal del Himalaya

Pimienta negra recién molida

INSTRUCCIONES

Lava los vegetales verdes y córtalos. Pela la zanahoria, lava la vara de apio y corta ambos en tiras y luego en pequeños cubos. Pela los dientes de ajo y córtalos en pedazos muy finos. Corta el pan germinado en partes con formas de cubo. Lava las ramitas de romero, quítales las agujas y córtalas en pedazos pequeños

Calienta gentilmente 1 cucharada de aceite en una cacerola grande. Agrega la zanahoria, el apio y el ajo y fríelos muy brevemente en el aceite. Revuelve el resto de los vegetales juntos con el romero

Agrega el pan y el caldo y deja que caliente. Reduce el fuego a media medida y cobre la cacerola con una tapa. Cocina los vegetales por alrededor de 15 minutos hasta que empiecen a ablandarse.

Drena los frijoles enlatados en un colador y deja que el agua corra a través de ellos hasta que toda el agua haya sido drenada fuera de ellos. Agrega los frijoles a la sopa y déjalos cocinar alrededor de 25 minutos mientras lo revuelves ocasionalmente. La idea es que la sope se espese. Prueba la sopa sazónala al gusto con sal y pimienta

Aquí tienes dos opciones: puedes dejar la sopa a que se enfríe y gentilmente recalentar como lo hacen los italianos o pelar las cebollas justo después de cocinarla y cortarla en tiras muy finas. Pon las tiras de cebollas in un pequeño plato y pon la cacerola de sopa directamente en la mesa. Toma tanta Ribollita como quieras rocía sobre las tiras de cebolla y pon encima unas gotas de aceite de oliva.

¡Buon appetito!

RESUMEN NUTRICIONAL

Esta comida es baja en grasas saturadas y muy bajo en colesterol. Además también es una muy buena fuente de fibra dietética, proteína, vitamina B6, calcio, hierro, magnesio y potasio al igual que vitamina A, vitamina C, vitamina K, ácido fólico y manganeso

Sopa Tom Yum Alcalina

Rico y picante, y refrescante al mismo tiempo ¿Que más puedes pedir?

Porciones: 2

Tiempo de preparación: 25 minutos

INGREDIENTES

1 rama de hierva de limón

12 chiles rojos

½ cebolla marrón cortada en pedazos grandes

Una cantidad pequeña, dos tiras de malanga

Una cantidad similar de jengibre fresco

2 hojas de lima Keffir

2 dientes de ajo

2 tomates picados en cuatro partes

Un puñado de cilantro

Amino liquido Braggs o salsa de soya (Bragg es mas alcalino)

600 ml de caldo de vegetales

INSTRUCCIONES

Primero, prepara todos los sabores. Corte algunas tiras finas de jengibre y galanla, corta el tallo del chile y aplástalo con la parte plana del cuchillo (no necesitas cortarlo), corta el limón de hierva en pedazos de 1.5 pulgadas y aplástalos. Aplasta el ajo y rasga las horas de lima en dos. A este punto ya debes sentir los diferente olores

Ahora agrega todas esas piezas llenas de sabor en una cacerola y viérteles el caldo y la cebolla. Una vez que empiece a hervir agrégale el tofu. 2 minutos después agrégale el tomate y un minuto después añádele el cilantro y brotes de frijoles si así lo quieres, luego remueve del fuego y sirve inmediatamente

La sopa debería estar caliente y deliciosa. Si la quieres más dulce y estas más que feliz de que sea menos del 100% alcalina, puedes agregarle una pizca de azúcar morena. Sazónalo con sal y pimienta.

Personalmente, me encanta sin azúcar, pero el azúcar ayuda a reducir el impacto del chile.

RESUMEN NUTRICIONAL

Esta comida es sumamente baja en colesterol y sodio. Y también es una excelente fuente de proteína, vitamina A, vitamina K, vitamina b6, ácido fólico, hierro, magnesio, fosforo, potasio, cobre, y una fuente muy buena de vitamina C, calcio y manganeso.

Sopa Alcalina De Tomate Y Aguacate

¡Deliciosa, servido caliente o frio!

Porciones: 2

INGREDIENTES

5 tomates maduros y grandes (preferiblemente de árbol)

1 aguacate maduro

1 cebolla de primavera

¼ taza de almendras molidas (molidas por ti mismo, no en paquetes)

1 taza de caldo de verdura suiza

¼ cucharada pequeña de semilla de eneldo

Una pizca de mienta de chile

Sal del Himalaya y pimienta negra molida al gusto

INSTRUCCIONES

Lava y drena los vegetales. Pela las zanahorias y córtalas en rebanadas. Corta el cebollín en varas gruesas. Ceca las hojas de espinacas y déjalas reposar en un plato llano

Coloca el aceite de oliva en un plato amplio aprueba de horno a fuego lento. Añade las zanahorias y pimientos, y sazona con pimienta y sal al gusto. Cubre el plato y cocina gentilmente por alrededor de 30 minutos o hasta que los vegetales estén tiernos

Revuelve el calabacín y cubre de nuevo y cocina por alrededor de 10 minutos. El calabacín debería ser tierno pero aun tener su color

Para servir coloca la ensalada aún caliente con sus jugos sobre las hojas de espinacas

Sopa De Tortilla

Ingredientes

500 ml de agua (alcalina)

2 cucharadas pequeñas de caldo de verdura o un cubo de caldo de vegetal libre de levadura

1 un aguacate maduro

½ pimiento rojo

1 tomate

½ puñado de cilantro

2 puñados grandes de espinaca

2 dientes de ajo

1 lima

1 maíz en la mazorca (alrededor de 4 pulgadas)

1 chile/jalapeño a tu gusto

Una pizca de pimienta negra y de sal del Himalaya (o de sal del mar celta)

Un envoltorio de tortilla germinado

INSTRUCCIONES

Corta tu tortilla en rebanadas de 1 cm de ancho por 5 cm de largo y tuéstalo en la parrilla

Hierve el agua alcalina en una sartén grande y disuelve el cubo de caldo de vegetales para hacer un caldo de verdura

Corta los pimientos y tomates y rasga el cilantro

Pela y pica el aguacate

Rebana el ajo

Rebana el chile o jalapeño a tu gusto

Lava y corta la espinaca y seca con una toalla de té

Ahora finalmente prepara el maíz rebanando los granos de la mazorca con un cuchillo afilado

Pon todo en el caldo y cocina

Ensalda De Quinoa Alcalina

Llena, está repleta de proteínas y nutrientes crudos

Porciones: 2

Tiempo de preparación: 10 minutos

INGREDIENTE

15 tomates cherry

1 porción de quínoa

1 zanahoria

1 aguacate

1 remolacha

Un puñado de guisantes bebes

Un puñado de albahaca

Una buena pizca de hojas de salvia

Una pizca de sal saludable (Celta, Himalaya, etc.)

Una piza de pimienta negra

Un aderezo de aceite de oliva con jugo de limón

INSTRUCIONES

Mezcla una parte de quínoa en 5 partes de agua, ponlo a hervir y llévalo a fuego lento hasta que el agua sea absorbida

Cocina al vapor los guisantes bebes por algunos minutos y luego ponlos aparte

Ralla o usa un rebanador espiral para la zanahoria y la remolacha en un bol

Rebana tu aguacate como gustes y luego agrega todo en un bol grande con las hiervas

Corta los tomates a la mitad, rocía con aceite de oliva y coloca a la parrilla por unos 5 minutos

Mézclalo todo en un bol grande y agrega el aderezo de aceite de oliva y jugo de limón

RESUMEN NUTRICIONAL

La comida es baja en sodio, y muy baja en colesterol. También es una buena fuente de fibra dietética, vitamina C, ácido fólico, y manganeso, también es una gran fuente de vitamina A y vitamina K

Súper Batido Anticáncer Alcalino De Brócoli Y Pomelo O Toronja

Ingredientes:

1 taza de floretes de brócoli orgánicos bien lavados

1 toronja o pomelo orgánico con cáscara (bien lavado)

1 banano o plátano orgánico

½ manzana verde orgánica (sin semillas) bien lavada

1 diente de ajo orgánico

1 taza de agua pura o agua alcalina (agregar más o menos agua de acuerdo a consistencia deseada)

Preparación:

Mezclar muy bien todos los ingredientes en la licuadora a alta potencia hasta obtener un batido suave y con una textura suave homogénea listo para beber. ¡Sírvalo y Disfrútelo!

La toronja en esta receta le provee a este batido una buena dosis de vitamina C que nos ayuda a prevenir la formación del cáncer. Las dietas con alto contenido de vitamina C en su forma más natural (no suplementos) han demostrado ser muy efectivas para la prevención del cáncer.

La toronja también contiene sustancias que protegen nuestro cuerpo de sustancias toxicas. De hecho, estudios realizados por la Universidad de Chicago en los Estados Unidos han logrado demostrar los beneficios del jugo de toronja en la lucha contra el cáncer.

Súper Batido Anticáncer De Brócoli Y Apio

Ingredientes:

1 taza de floretes de brócoli orgánico bien lavado

2 tallos de apio orgánico bien lavados

1 banano o plátano orgánico

1 cucharada de miel de abejas orgánica

1 cucharada de spirulina orgánica en polvo

½ taza de leche de almendras orgánica (sin azúcar)

½ taza de agua pura

Hielo al gusto (opcional)

Preparación:
Mezclar muy bien todos los ingredientes en la licuadora a alta potencia hasta obtener un batido suave y con una textura suave homogénea listo para beber. ¡Sírvalo y Disfrútelo!

La miel le da a esta deliciosa receta excelentes propiedades anticáncer. La miel, de acuerdo a estudios científicos realizados en Malasia tiene propiedades antiinflamatorias y antibacterianas naturales y su consumo logra detener la progresión de tumores cancerígenos en el cuerpo.

Su consumo puede tener efectos benéficos para la prevención de ciertos tipos de cáncer como el cáncer de hígado, el cáncer de piel, el cáncer de mama y el cáncer de próstata de acuerdo a este estudio.

La miel puede ser agregada a otras de las recetas descritas en este libro para mejorar su sabor y para aumentar sus poderes naturales anticáncer. La miel contiene flavonoides y ácidos fenólicos que la convierten en un ingrediente excelente para detener el cáncer, es también un poderoso antibiótico natural y es un maravilloso endulzante natural.

Súper Batido Saludable Anticáncer Con Aloe Vera Y Arándanos

Ingredientes:

- ½ taza de arándanos orgánicos bien lavados
- ½ hoja de aloevera o sábila o ½ taza de jugo de aloe vera
- ½ taza de mango orgánico cortado en trozos (puede ser congelado)
- ½ taza de fresas orgánicas bien lavadas
- 1 taza y ½ de leche de almendras orgánica (sin azúcar)
- ½ taza de frambuesas orgánicas bien lavadas
- 1 cucharada de miel de abejas orgánica

- 1 cucharada de semillas de chía
- Hielo al gusto (opcional)

Preparación:

Mezclar muy bien todos los ingredientes en la licuadora a alta potencia hasta obtener un batido suave y con una textura suave homogénea listo para beber. ¡Sírvalo y Disfrútelo!

El aloevera o la sábila puede prevenir la formación del cáncer pulmonar, esto de acuerdo a diferentes estudios publicados en el libro Prescripción Para La Cura Nutricional de Phyllis A. Balch. De hecho, Hipócrates, padre de la medicina moderna utilizó al menos unas 14 fórmulas que contenían esta planta para sanar el cuerpo de diferentes enfermedades.

El consumo de este maravillo ingrediente de la naturaleza puede detener el crecimiento de tumores cancerígenos de forma natural, tiene la capacidad de curar el cáncer de colon y nos ayuda a volver nuestro sistema más alcalino. Es también un antiinflamatorio natural y fortifica nuestro sistema inmunitario.

Súper Batido Alcalino Saludable De Zanahoria Y Espinaca

Ingredientes:

2 zanahorias orgánicas medianas bien lavadas

1 taza y ½ de hojas de espinaca bien lavadas

1 taza de trozos de mango orgánico bien lavado (con cáscara)

1 cucharada de spirulina orgánica en polvo

1 taza de trozos de piña orgánica cortada en rodajas (sin corazón)

1 banano o plátano orgánico

2 tazas de agua pura (sirve 2 porciones o 2 vasos llenos)

Preparación:

Mezclar muy bien todos los ingredientes en la licuadora a alta potencia hasta obtener un batido suave y con una textura suave homogénea listo para beber. ¡Sírvalo y Disfrútelo!

Súper Batido Alcalino Anticáncer De Piña Y Fresas

Ingredientes:

1 taza y ½ de fresas orgánicas bien lavadas (pueden ser congeladas)

1 taza de piña cortada en rodajas y si corazón

1 clavo de ajo orgánico

½ limón orgánico (sin semillas bien lavado) con cáscara

1 taza de hojas de espinaca orgánica bien lavadas

1 taza y ½ de agua pura o agua alcalina (o la cantidad de agua que prefiera según consistencia preferida)

Hielo al gusto (opcional)

Preparación:

Mezclar muy bien todos los ingredientes en la licuadora a alta potencia hasta obtener un batido suave y con una textura suave homogénea listo para beber. ¡Sírvalo y Disfrútelo!

Súper Batido Saludable Anticáncer De Kiwi Y Banano O Plátano

Ingredientes:

2 kiwis orgánicos sin piel

1 taza de hojas de espinaca orgánica bien lavada

1 manzana verde orgánica cortada en ¼ y sin semillas

1 banano o plátano orgánico

1 taza y ½ de agua pura o agua alcalina

1 cucharada de semillas de lino

Hielo al gusto (opcional)

Preparación:

Mezclar muy bien todos los ingredientes en la licuadora a alta potencia hasta obtener un batido suave y con una textura suave homogénea listo para beber. ¡Sírvalo y Disfrútelo!

Súper Batido Alcalino De Manzana Y Brócoli Anticáncer

Ingredientes:

1 taza y ½ de floretes de brócoli orgánico bien lavados

1 manzana roja orgánica cortada en ¼ sin semillas

1 kiwi orgánico (bien lavado, sin piel o cáscara)

1 manojo de puerro orgánico bien lavado

1 diente de ajo orgánico

1 cucharada de miel de abejas orgánica

Hielo el gusto (opcional)

1 taza y ½ de agua pura o agua alcalina (más o menos agua de acuerdo a la consistencia deseada)

Preparación:

Mezclar muy bien todos los ingredientes en la licuadora a alta potencia hasta obtener un batido suave y con una textura suave homogénea listo para beber. ¡Sírvalo y Disfrútelo!

Súper Batido Alcalino Saludable Anticáncer De Papaya Y Frambuesa

Ingredientes:

1 taza de trozos de papaya orgánica (conservar algunas semillas para mezclar en el batido)

½ taza de frambuesas orgánicas bien lavadas

½ taza de arándanos orgánicos bien lavados

½ taza de trozos de mango orgánico bien lavado y con cáscara

½ taza de frambuesas orgánicas bien lavadas

1 diente de ajo orgánico

1 taza y ½ de agua alcalina o agua pura (o al gusto según consistencia de batido deseada)

Cubos de hielo al gusto (opcional)

Preparación:

Mezclar muy bien todos los ingredientes en la licuadora a alta potencia hasta obtener un batido suave y con una textura suave homogénea listo para beber. ¡Sírvalo y Disfrútelo!

Súper Batido Alcalino Anticáncer Revitalizador

Ingredientes:

3 kiwis orgánicos bien lavados

2 tazas de hojas de espinaca orgánica bien lavadas

2 floretes de brócoli orgánico bien lavados

½ aguacate orgánico

2 manzanas verdes orgánicas sin semillas

1 clavo de ajo orgánico

1 cucharada de [spirulina orgánica en polvo](#)

1 taza y ½ de agua pura o agua alcalina

Hielo al gusto (opcional)

Preparación:

Mezclar muy bien todos los ingredientes en la licuadora a alta potencia hasta obtener un batido suave y con una textura suave homogénea listo para beber. ¡Sírvalo y Disfrútelo!

Súper Batido Alcalino Anticáncer Fortalecedor Del Sistema Inmune

Ingredientes:

2 zanahorias orgánicas medianas bien lavadas

1 taza de fresas orgánicas bien lavadas

1 plátano o banano orgánico

1 taza de hojas de espinaca orgánica bien lavadas

1 clavo de ajo orgánico

El zumo de ½ naranja orgánica exprimida

1 cucharada de spirulina orgánica en polvo

½ taza de arándanos orgánicos

1 taza y ½ de agua pura

Hielo al gusto (opcional)

Preparación:

Mezclar muy bien todos los ingredientes en la licuadora a alta potencia hasta obtener un batido suave y con una textura suave homogénea listo para beber. ¡Sírvalo y Disfrútelo!

Súper Batido Anticáncer De Cúrcuma, Banano Y Piña

Ingredientes:

1 taza de trozos de piña orgánica bien lavados (sin corazón)

3 cucharadas de cúrcuma en polvo

1 banano o plátano orgánico

1 cucharada de semillas de chía

1 clavo de ajo orgánico

1 taza y ½ de agua pura o alcalina

Cubos de hielo al gusto (opcional)

Preparación:

Mezclar muy bien todos los ingredientes en la licuadora a alta potencia hasta obtener un batido suave y con una textura suave homogénea listo para beber. ¡Sírvalo y Disfrútelo!

Súper Batido Restaurador Alcalino Anticáncer

Ingredientes:

1 taza de floretes de brócoli orgánicos

1 zanahoria orgánica mediana (incluidas las hojas del tallo, bien lavadas)

1 diente de ajo orgánico

1 manzana roja orgánica bien lavada (sin semillas)

1 cucharada y ½ de miel de abejas orgánica

1 taza y ½ de agua pura o agua alcalina

Hielo al gusto (opcional)

Preparación:
Mezclar muy bien todos los ingredientes en la licuadora a alta potencia o un NutriBullet hasta

obtener un batido suave y con una textura suave homogénea listo para beber. ¡Sírvalo y Disfrútelo!

conclusión

www.ingramcontent.com/pod-product-compliance
Lightning Source LLC
LaVergne TN
LVHW011714060526
838200LV00051B/2895